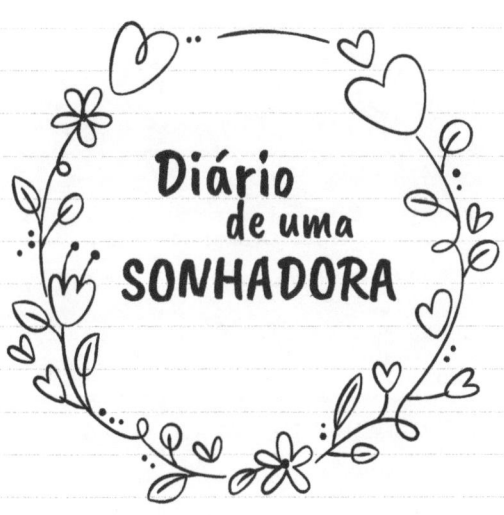

AYUMI MARCHI

Diário de uma SONHADORA

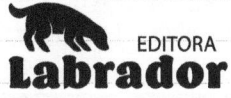

Copyright © 2018 de Ayumi Marchi
Todos os direitos desta edição reservados à Editora Labrador.

Coordenação editorial
Diana Szylit

Projeto gráfico, diagramação e capa
Felipe Rosa

Revisão
Gabriela Castro

Dados Internacionais de Catalogação na Publicação (CIP)
Andreia de Almeida CRB-8/7889

Marchi, Ayumi
    Diário de uma sonhadora / Ayumi Marchi. -- São Paulo : Labrador, 2018.
    64 p.

ISBN 978-85-87740-10-6

1. Poesias brasileiras I. Título.

18-1353   CDD B869.1

Índice para catálogo sistemático:
1. Poesias brasileiras

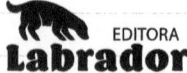

EDITORA LABRADOR
Diretor editorial: Daniel Pinsky
Rua Dr. José Elias, 520 – Alto da Lapa
05083-030 – São Paulo – SP
Telefone: +55 (11) 3641-7446
contato@editoralabrador.com.br
www.editoralabrador.com.br

A reprodução de qualquer parte desta obra é ilegal e configura uma apropriação indevida dos direitos intelectuais e patrimoniais do autor.

Recado ao leitor

Querido leitor, escrevo-lhe este recado apenas como explicação. Muitas das poesias aqui escritas são relatos do passado, que já não existe mais.

Quando falo que ainda sinto, é na época escrita – em minha adolescência –, pois este livro é feito da junção de vários textos redigidos desde os meus quinze anos. Hoje tenho vinte e sete.

Quero também esclarecer que algumas das poesias são metafóricas, histórias que nunca aconteceram na realidade, apenas escritas para mostrar sentimentos, coisas não concretas que cada um pode usar para si. Caro leitor, espero que possa levá-las para sua vida, pois são poesias que falam de amor, dinheiro, vida, medo e mais. Espero que goste, e boa leitura.

O amor

Amor não é só uma palavra
Amor também é um sentimento
Bom quando é correspondido
E ruim quando não é.

Se é correspondido você fica feliz
Alegre, e para você tudo está bom
Quando não é, é só tristeza
É só dor.

Já o meu coração está confuso
Não sei se ainda gosto de ti
Acho que gosto
Mas meu coração está magoado
Então não responde.

Meu coração está dividido
Um para você e outro para mim;
O tempo passa, mas no meu coração
O tempo está parado, continua na mesma
Meu coração está sangrando
Sangrando de tristeza
Cheio de sombras
Porque não está aqui.

Quando voltar
Meu coração irá secar
E a alegria irá voltar
Porque te amo cada vez mais.

Volta, preciso de ti para viver em paz
Volta, ainda te amo
E sei que você também me ama
Volta.

Um dia acontece

O tempo não apagou
O desejo de voltar
O céu, o mar
Meu amor é o cenário de um sonho
Para te amar
Mas onde te encontrar?
E ao menos te sentir?

Que seja um instante
Você só para mim
Um dia acontece
E vou saber que seu amor é só meu.

Um dia acontece... Eu sei
Que esta paixão é pra valer
E assim meu coração
Vai se entregar de vez
Meu amor.

Um dia eu sei
Que isso vai acontecer.
Um romance assim tão forte
Não pode mais fazer sofrer
Senão, como entender?
Que um dia o amor me trouxe você
Porque sem você eu não existo
Volta pra mim.

Vida

O que é a vida?
É a existência do mundo.
A vida tem que ter um sentido
Mas a minha vida não tem
Esse sentido
Parece que está desmoronando
Estou perdendo tudo
Perdi o amor da minha vida
Mas não vou desistir dele
Por isso, pelo contrário
Vou gostar dele ainda mais
Porque o amor não acaba
Por um desentendimento, só aumenta
Vida serve para ser vivida
Não desperdiçada
Pois a vida não tem rascunho
Então viva sem arrependimento
Apenas viva a vida.

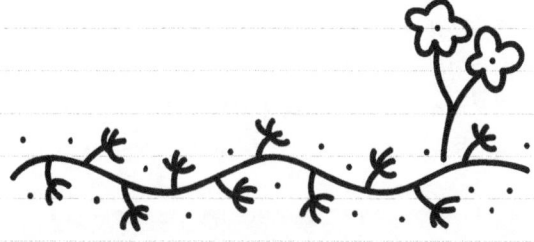

Eu não sei

Eu não sei, me sinto estranha
Como se tivesse morrido e voltado
Eu estou confusa, não sei o que sinto
Não sei o que penso
Parece que está tudo girando
Não sei se é medo
Não sei se é felicidade ou tristeza
Só sei que não te esqueci.

Sinto-me como se estivesse
Amando-o ainda mais
Só que não do mesmo jeito
Está tudo escuro, sem explicação
Não sei o que faço, não sei o que falo
Só penso em dormir, dormir e não mais acordar.

Estou insensível
Por que me sinto assim?
Não sei, só sei que ainda estás em mim
E me refugias do que sinto
E do que posso sentir.

Você é a droga que me viciou
E me tirou deste mundo
Por quê? Por que estou tão confusa?
Porque amo você.

Nós dois

De repente eu vi um caminho diferente
Fui andando, era deserto
Depois de um tempo
Você apareceu e nos abraçamos
Caminhamos juntos
Em um caminho de muita natureza e paz.

Perto de você não sinto frio, só calor
Chegamos a um paraíso
Com uma cachoeira e uma grama verde
Um arco-íris, borboletas voando pelo céu
Um lugar isolado, onde fizemos nosso ninho de amor.

Mas isso só acontece porque amo você
Meu amor não vá agora
Você está em mim e eu estou em você
No paraíso da felicidade.

Só nosso amor existirá
E nossas almas agora são uma só
Um só corpo e um só coração
Porque nosso amor é um só
Meu amor
Somos só um, somente Um.

As sombras da escuridão do amor

O que é o amor?
O amor é um sentimento intenso que sentimos
Por uma pessoa;
É a água do orvalho caindo numa folha
Depois de uma chuva de verão;
No amor não existem palavras, apenas atos;
No amor existe apenas você ele(a) e nada mais;
O amor é quando você não precisa ver, apenas sentir,
Sentir um ao outro.

No amor apenas a presença de quem ama basta;
Mas no amor também existem sombras;
As sombras da solidão, a tristeza de uma chuva
                                                 de verão
Que cai gota a gota como nossas lágrimas quando
                                               estamos
Longe de quem amamos.

É a dor imensa de quando seu coração é atingido;
É uma dor intensa que demora alguns minutos para
                                          a paz eterna
Mas esta paz que todos precisamos só teremos ao
Lado da pessoa amada ou da morte.
E neste momento é ela que me refugia, me rodeia,
                                            que ri de mim
E me chama.
Minha alma está vagando por aí,
Sem sentido nem razão para estar neste Mundo.

Sem você os dias passam, a vida passa e me
                                    pergunto:
– Qual a razão da minha existência?
Mas nada acontece, não há resposta
Apenas um simples gesto
Você vem e me abraça e com um simples sussurro diz:
– Estou aqui.
Minhas lágrimas caem e me aconchego em seus
                                    braços,
Nossos olhos se encontram e nosso amor se revela;
Somos apenas um, a noite cai, a lua cheia ilumina
                                    nosso amor,
Mas a manhã chega e estou só novamente
Sinto seu cheiro, seu rosto em minha mente,
Ainda sinto seus dedos suaves pelo meu corpo e
                                    penso:
...

– Será que foi apenas ilusão?
Mas não foi, você esteve aqui em meus braços
Apenas por um instante, mas para mim foi uma
                                    eternidade
Queria que esse tempo parasse e você nunca mais
                                    fosse embora
Mas não foi assim, a vida passa e eu, pelas avenidas
                                    escuras
Dos meus sentimentos
Caminho à espera de você para iluminar meu caminho
                                    e me fazer feliz
Aishiteru (te amo), amor.

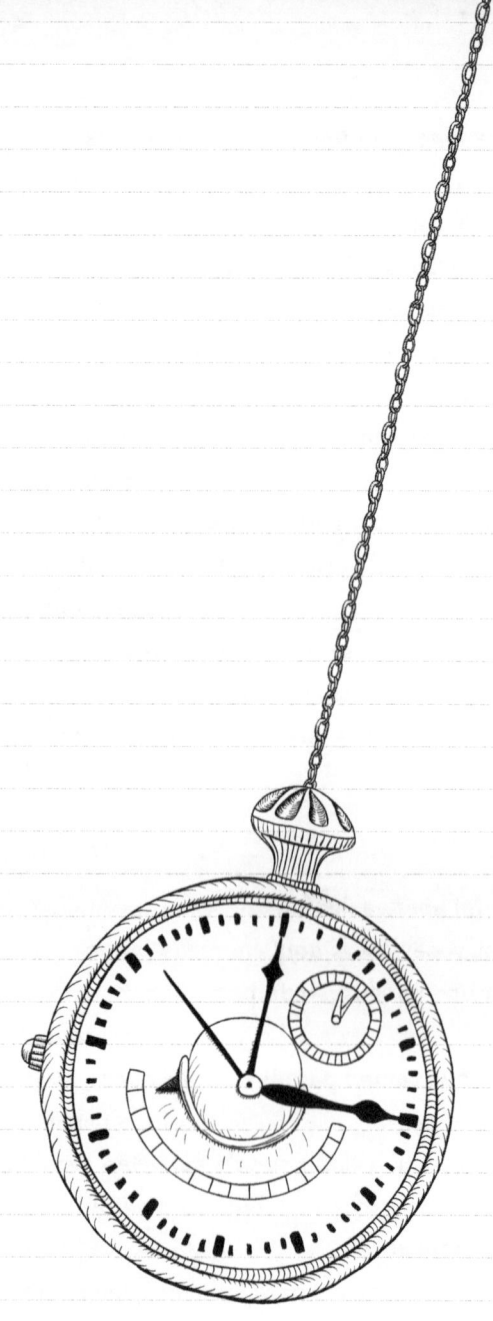

O TEMPO

Tudo na vida tem o seu tempo
Nada é para sempre, inclusive os sentimentos
Todos me perguntam: você é feliz?
Mas a pergunta não é esta
E sim: você está feliz?
Pois como a tristeza, o ódio, a angústia e outros
sentimentos
A felicidade passa, são só momentos.

A natureza também tem seu tempo
Como as estações: primavera, verão, outono, inverno
O tempo é como nós, um dia está de um jeito e outro
dia de outro
Não sei se existe algo que seja permanente
Pois nem nossa existência é.

O TEMPO é o remédio
É a forma de medirmos nossa existência
E assim vermos que tudo passa
Mas as lembranças boas ou ruins ficam
Isso é uma coisa permanente
A lembrança do passado
Pois cada dia, cada estante, é o tempo que passou
E assim gira o relógio da vida
Sem jamais parar
Pode haver falhas
Mas ele sempre volta a girar
Como o tempo de amar e ser feliz.

16 anos

Em meus dezesseis anos
Tive felicidades e tristezas
Pessoas boas e ruins
Tive vários amores e várias desilusões
E ainda tenho.

Amo alguém que não me ama
Só brincou com o meu coração
Mesmo assim continuo amando-o
Pois quando o amor é verdadeiro
Não se esquece.

Gosto também de um amor impossível
Mas sonhar não tem problema
Pois é uma razão para viver
Mas não irei desistir
Pois não desistirei de amá-lo nunca.

Nesses dezesseis anos vi minha vida passar
                                    várias vezes
E eu fiquei para trás
Pois todo mundo faz tudo por mim
Assim não dá para viver
Assim não dá
Então, amor, volta para sermos felizes
Volta pra mim.

Amor Real

Em um dia frio, a neve cai lá fora
Os ventos assobiam como a alma dos que não
                                    morreram
Dentro de nossa casa
Na sala da lareira
Nós dois no fogo da lareira
Nos amando como nunca havíamos amado.

Estou em seus braços quentes
Sua boca molhada na minha
Somos felizes.

Depois um banho de espuma
Só nós dois,
Com uma massagem que nos leva para o céu
Saímos, nos trocamos,
Voltamos juntos para a lareira
Ficamos tomando chocolate quente
Vendo a neve lá fora.
Adormecemos ali mesmo, abraçadinhos
Como um Amor Real.

Amor x Dinheiro

Amor é um sentimento puro
Um sentimento mostrado
Com palavras, com atos, com um simples gesto
Com um "EU TE AMO"
Com um beijo, um abraço, um olhar.

Sentimento que os mais miseráveis bens
                                        podem comprar.
Não se compra um amigo, não se compra um amor,
Não se compra uma família.

Dinheiro, um bem material necessário.
Um bem sujo que traz discórdia entre os seres.
Ele pode valer muito, mas não vale o amor que sinto
                                        por ti.
Esse amor é grande e profundo
Posso não demonstrar
Mas sinto
Pois pra mim
O que faço, o que sinto, já vale.

Meu amor não é comprado pelo bem da discórdia
E sim pelo sentimento,
Por um mísero e belo sorriso;
Pelo simples fato de eu estar ao seu lado
E dizer "bom dia".
O amor é mais que tudo
Que o doce e belo que sinto por ti.

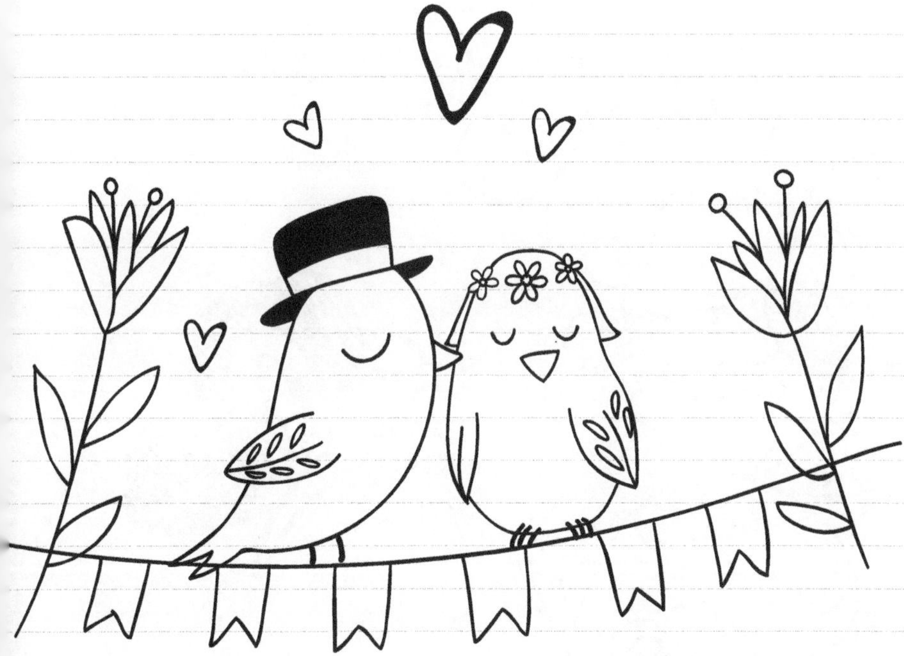

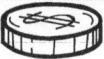

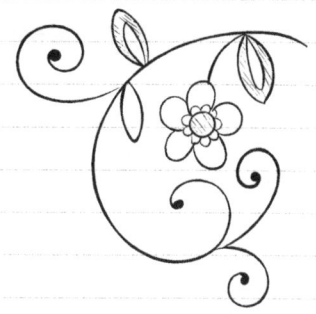

A lagarta

A lagarta pode ser de vários tipos
Taturana ou borboleta.
E de várias cores:
Preta, branca, azul e até verde
De várias cores.
Acho que deve ter algum sentido
Para aparecer:
Amor, emoção ou talvez
Tristeza e raiva.
Mas sei que quando virar borboleta
Vai nos encher de felicidade e harmonia.

Aconteceu

Aconteceu,
Você apareceu de repente
Você veio se aproximando
Lentamente, fui me apaixonando
Por você.

Aconteceu de um jeito que nem sei explicar
Você me conquistou, com o seu jeito de ser
Carinhoso, e me entende.

Quando estou com você meu coração bate forte
Parece que estou no céu
Acho que isso é amor, mas tenho medo
De que não sinta o mesmo.

Você aconteceu como um toque de mágica
Na hora que eu mais precisava.
Será que é um anjo que veio me guardar
E me aconselhar?
Um anjo loiro que me faz feliz.

Não sei, mas quando estou perto de você
Me sinto livre para voar nos meus sonhos
Você me faz subir até o infinito.

Meu anjo, querido anjo, me leve para o céu
E faça com que eu me sinta eterna e pura
Como o amor que sinto por você
Meu anjo.

Os dias

Imagino,
Imagino a lua branca e grande
No céu preto, brilhante de estrelas
Com sua sombra branca
Na água azul do mar.

A areia fina, os pés descalços
Andando contra a maré.
Logo amanhece, o sol forte e quente
Ondas fortes, e areia úmida
Andando em direção à correnteza
Afinal, quem será que vem
Volta e faz esse som que me enfeitiça?
Que me traz alegria e me lembra do passado?
É uma sereia.

Simboliza minha saudade
Saudade de você
Lua querida,
Traga de volta a luz que me faz feliz
Me traga você
AMOR.

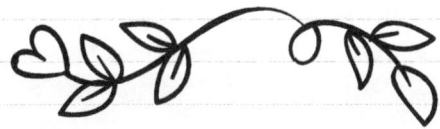

Sonhos

Sonhos,
Sonhos são apenas imaginação,
Sensível como um simples toque
Desaparece.
Sonhos podem ser realidade
Ou não
Mas são sonhos.

Existem sonhos bons e ruins
Sonhos que parecem realidade
Sonhos que sabemos que é fantasia
Sonho com você todo ano, todo dia...
Sonho com a gente
Sonho com o nosso amor.

Mas é uma pena que são só sonhos
Um sonho bonito que vai se realizar
Nele você me beija enquanto o sol nos aquece
Eu sinto que é amor...

Sonhos
Foi mais um sonho
Que vai se realizar
Porque nos amamos e somos um só
Vamos realizar nosso sonho
E quando o tempo passar nós vamos acordar
E ver que o nosso amor
É pura realidade
Ou sonhos...

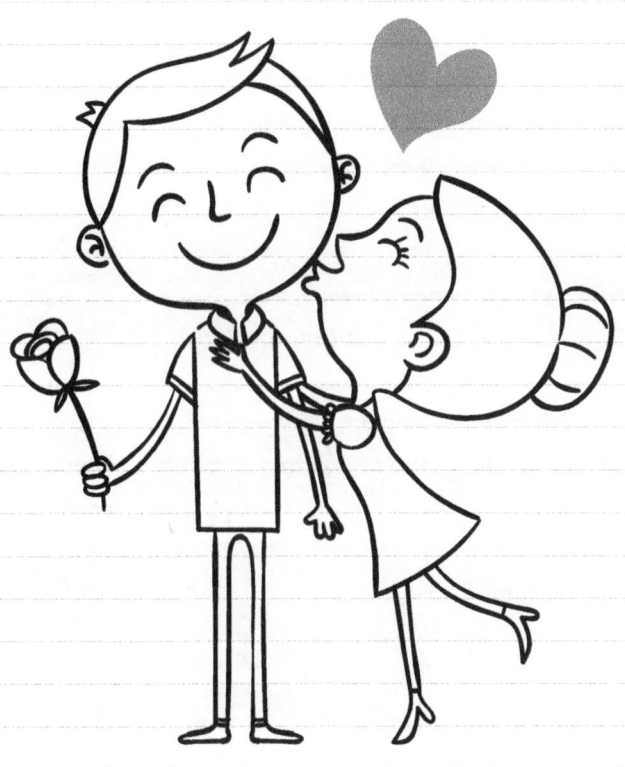

Saudades

Amor, eu estou com muitas saudades
Mas não posso dar o braço a torcer
Porque, senão,
Eu nunca vou te esquecer.

Já me enganei com aventura
Mas nunca consegui esquecê-lo
Acho que nosso amor é igual novela.

Te amo
Não consigo ficar com você, mas
Quando acaba, a novela tem final feliz.

Amor, o meu destino é ficar com você,
Eu sei, senão todas as minhas aventuras tinham
dado certo.

Volta pra mim
Não aguento mais esta saudade
Volta,
Eu sei que você também precisa de mim,
Volta, não aguento mais
Ficar sem ouvir a sua voz.

Em minha casa o frio silencioso, nada está bom
Volta, não aguento mais ficar
Sem você, por favor, volta pra mim.

Amigas e rivais

Amiga é aquela que eu tenho
Em todas as horas
Rivais são aquelas que provocam
E imitam
Mas nós o que somos?
Amigas ou rivais?

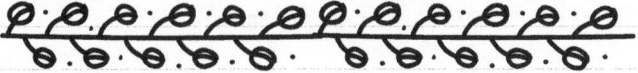

Sentimentos

Amor, felicidade, saudade
É o que sinto por você.
Quando estou perto de você sinto
Felicidade
Quando está longe sinto
Saudade.

E agora, amor, estamos longe
Sinto saudade de você
E dos seus beijos,
Me ajuda a te esquecer, tira
Esse amor que ainda
Sinto por ti.

Amor, volta pra mim
Não aguento mais ficar sem
Ouvir sua voz.
Volta, não aguento esta solidão
Batendo na porta do meu coração

Toda vez que chega a noite
Amor, não sei quem és
Mas sei que você já me conquistou.
Volta para ser quem éramos
Um.

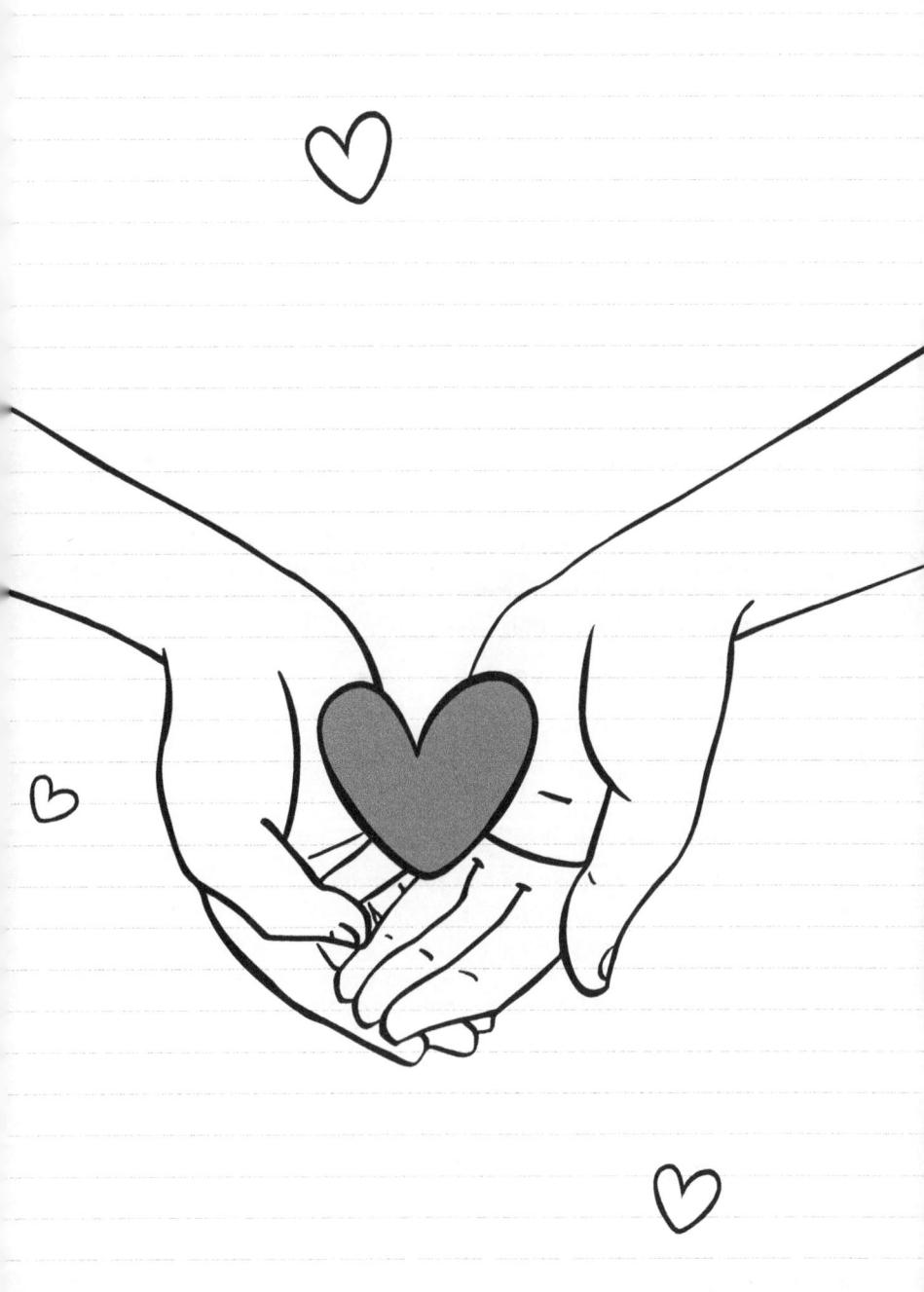

Morte

Morte é o fim da tristeza
É o fim da alegria
É o fim de hoje
É o fim do amanhã
É o fim do mundo
É o fim de tudo.

Morte é o sofrimento de uns
E o descanso de outros.
Existem três tipos de morte:
Morte de palavras, morte de alma
E de corpo.

A morte de palavras é quando
Ofendemos alguém,
De corpo é quando iremos para o além.
A morte espiritual é quando há a
Morte dos sentimentos,
Você se sente fria, com a cabeça confusa
Você se sente só,
Mesmo quando está em um lugar lotado
Você só vê sombras, só vê vultos
Morte é o Fim.

Destino

Fomos separados pelo destino
Eu aqui e você lá
Fomos separados pelo destino
Você no céu e eu na terra.

Meu amor por você é tão grande como
O universo
E cada dia me afasto mais
Quando chego perto e tento te tocar
Vejo apenas sombras de um amor
Perfeito, que se acabou.

Quando olho no espelho vejo sua imagem
Quando durmo sinto que me abraças
Você vem em meus sonhos
Por que me atormentas?
Entra em meus pensamentos
E me faz pensar em você
Não consigo te esquecer
Porque ainda te amo.

Amor

Amor é uma palavra que dói
Dói no fundo
Amor é uma palavra que nos faz feliz
Em um dia, um mês, um ano
É igual à droga, você fica alegre
Por um tempo, depois que acorda
É só dor.

Amor ninguém vive sem
Amor é igual a você mais eu
É igual a um.
Para que amar? Para quê?
Sofrer?
Amor, onde está?
Amor, quem sou eu?
Quem é você?

Amor, volta pra mim.
Fui embora para longe
Mas voltei
Amor, volta, eu te amo.

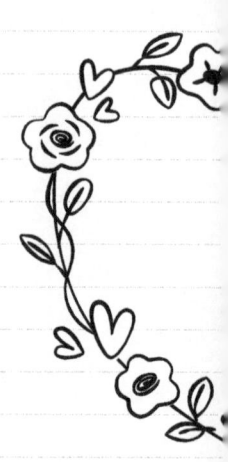

Vidas imaginárias

Todos nós temos duas vidas:
Vidas tristes e felizes.
Olho nos teus olhos e vejo
Tristeza, pois sem mim
Não serás feliz.

Temos duas vidas
Mas formamos uma só
E sem você meu coração
Dá um nó.

Reconheças quem és, amas
E não vivas sem mim.
Mas, se fores embora,
Irás para o céu sem fim.

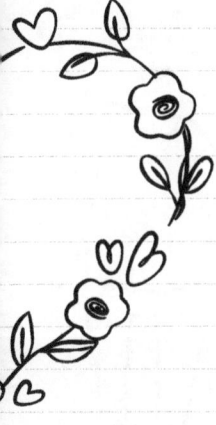

A saudade

Saudade? Tenho saudade do futuro
Do passado e do presente
Saudade? Tenho da felicidade
E da tristeza
Saudade? Tenho de você.

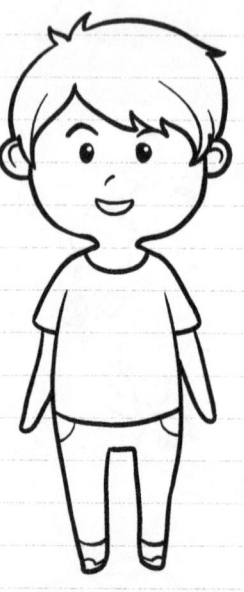

A amizade

Amiga da noite
Amiga do dia
Amiga da felicidade
Amiga da tristeza
Amiga para todas as horas
Amiga que posso confiar
É você.

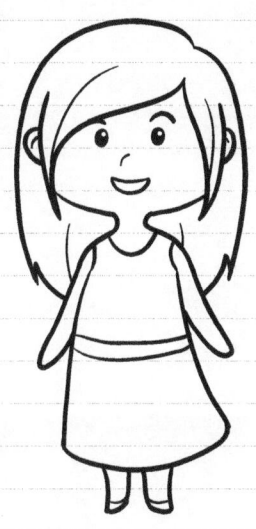

Alma penada

Dor, tristeza, raiva, ódio
Vingança é o sentimento que tenho no momento
A desilusão coroa cada vez mais o meu coração.

Me sinto fria, inútil como
Um "peixe fora d'água"
No escuro da janela
Vejo a chuva cair
Lembro de você, dos momentos felizes que tivemos.

Minha vida está desmoronando
Estou perdendo tudo
Até a minha felicidade
Tenho medo de mim
Tenho medo da minha vida
Tenho medo de viver.

Quando saio,
A chuva caindo em meus cabelos
Me dá mais força
Para encarar o inimigo.

Logo você chega perto e me dá a mão
E diz: – Vem, eu te ajudo.
Dou-lhe a mão e nos abraçamos;
Vou para sua casa e passamos
A noite juntos.

Mas a vida não é só tristezas
E felicidades, é também feita
De uma coisa muito grande que
Ninguém sabe, ninguém vê
A alma.

O espírito que nos guia, isso é
Uma coisa que não se deveria ter medo
Mas, sim, acreditar nela e dar um
Sorriso mesmo não estando feliz
Porque amo minha vida, pois
Minha vida é você.

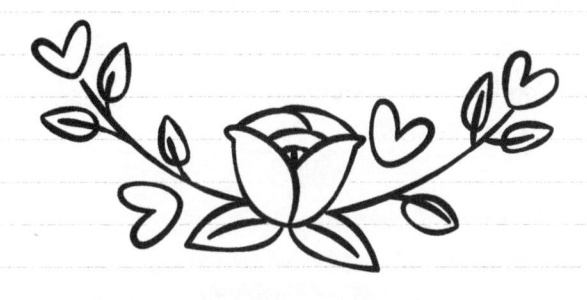

Amigo

Amigo, onde estás?
Te vejo tão longe
Sinto que já não estás.

Me vejo em um lugar deserto
Em um deserto todo de neve onde
Ando, ando e não chego a lugar algum.

Quando encontro uma caverna
É só escuridão. Alguém me toca
Quando olho para trás não vejo ninguém
Vou me aprofundando
Aprofundando e chego a um fio de luz
Me sento e espero a hora passar
Mas acabo adormecendo.

Quando acordo escuto uma voz
Me chamando, saio correndo
Achando que era você, mas não era
De repente já não estou lá
Para onde fui, nem sei.

Amigo onde estás quando
Mais preciso de você?

Choro lágrimas de sangue
Por que foi embora?

Por que se afastou de mim?
Preciso de alguém que me proteja
Que me dê força para viver
Em um mundo claro que eu possa ver
Minha própria imagem, fria e calma
Para me mostrar o que é felicidade
Para me mostrar VOCÊ.

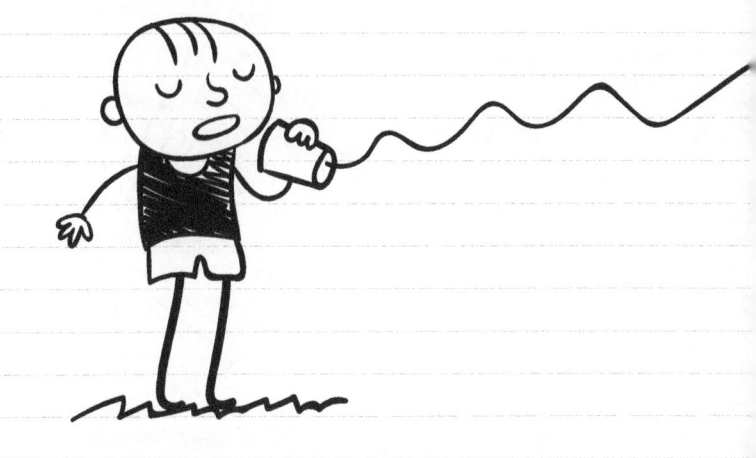

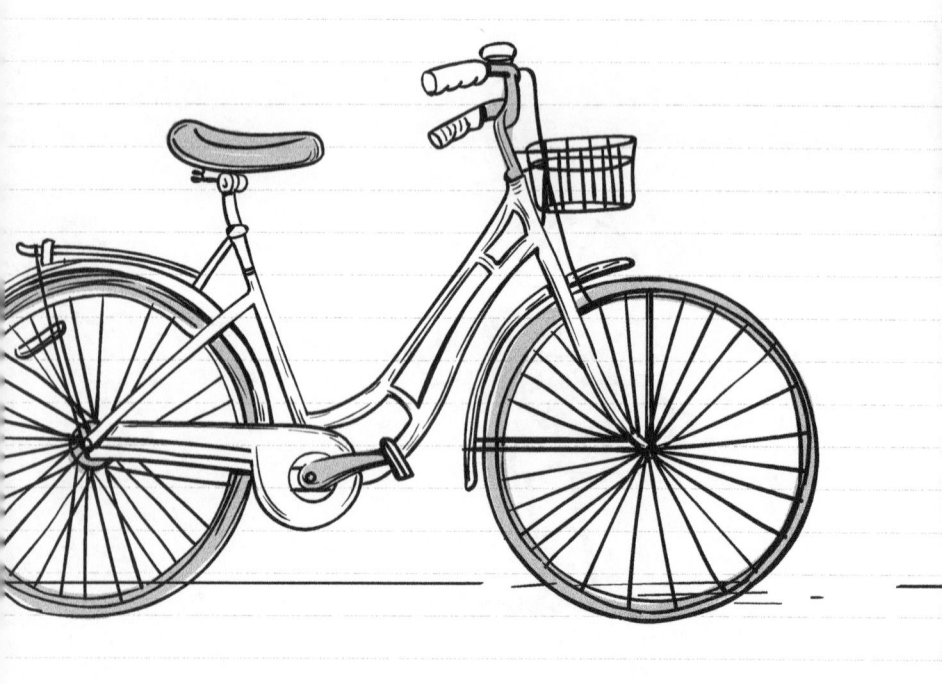

Liberdade

Liberdade é o que tenho no momento
Não sinto mais o que sentia
Ainda gosto de você, mas a solidão
Ocupou o que sobrou da felicidade
Que tinha de amar você.

O que sentia não apagou,
Mas está guardado a sete chaves,
De onde nunca irá surgir novamente,
Mas apesar de tudo,
Quando chega perto, meu coração
Bate forte, pois não te esqueci.

Porém, não vou alimentar essa paixão,
Vou viver minha vida, vou encontrar outros amores
Sei que não sentirei o que sinto por ti, mas
Sei que vou tirar sua sombra do meu pensamento
E assim serei liberta
Desse amor que não vale nada.

Liberdade é o que preciso para viver
Liberdade é estar sem você.

Ilusão

Alguma coisa acontece em mim
Quando chego perto do meu amor
Meu coração bate forte
Não sei se o amo
Mas sei que não consigo ficar sem ele.

Quando estou só no escuro
Vejo apenas a sombra na janela e a sombra no vídeo
Fico pensando em ti e no que está fazendo
E como seria bom vê-lo.

O telefone toca, será que é você?
Quando atendo ninguém responde, logo olho para
frente
E vejo sua imagem, será que estou ficando louca?

Quando chego perto a sombra desaparece, foi só
ilusão
Por que será que acontece isso?
Será que é porque nosso amor é impossível?
Mas, então, por que eu te amo?

Me faz esquecer você, já que nosso amor não tem
solução.
Te amo e sempre vou te amar
Porque minha vida é você.

Desilusão

Não sei se é, não sei se não é
Mas sei que estou desiludida.
Não sei se é possível
Alguém não amar, mas
Sei que não sinto o que sentia antes.

Quando via algum garoto
Já ficava apaixonada, mas
Quando gostei de um garoto
Ele ficou comigo e depois disse
Que queria ser apenas meu amigo.

Ele me desiludiu, mas não parei de amá-lo
Agora por mais que eu veja
Alguém interessante para mim
É indiferente.

Será que vou amar alguém novamente?
Não sei, mas só sei que
Eu ainda o amo e não o esqueci.
Acho que nunca mais vou amar como eu amei,
Amei você.

O paraíso

Em uma fazenda
Com o sol da manhã, acordo cedinho
O vento na folha das árvores
A água quente da cachoeira.
Anoitece
Vem a lua branca e brilhante...
As estrelas que piscam
Iluminando o céu como vagalumes
O tempo passa que eu nem sinto
Só sinto você.
Vejo o seu olhar
E seu corpo junto ao meu
Neste paraíso
Onde a sombra não tampa a luz
E a raiva não esconde o amor
Uma escuridão chega
Não a lua, nem estrelas
Apenas uma chuva fina
Quente que molha meu amor.
Quando a luz chega
Aparece um passarinho...
Um passarinho verde que me traz a felicidade
No paraíso, tudo volta ao normal
A luz aparece
A felicidade renasce
O meu amor tem a felicidade que merece
Porque no paraíso não há tristeza
Apenas a felicidade
E a minha felicidade é Você.

• 45

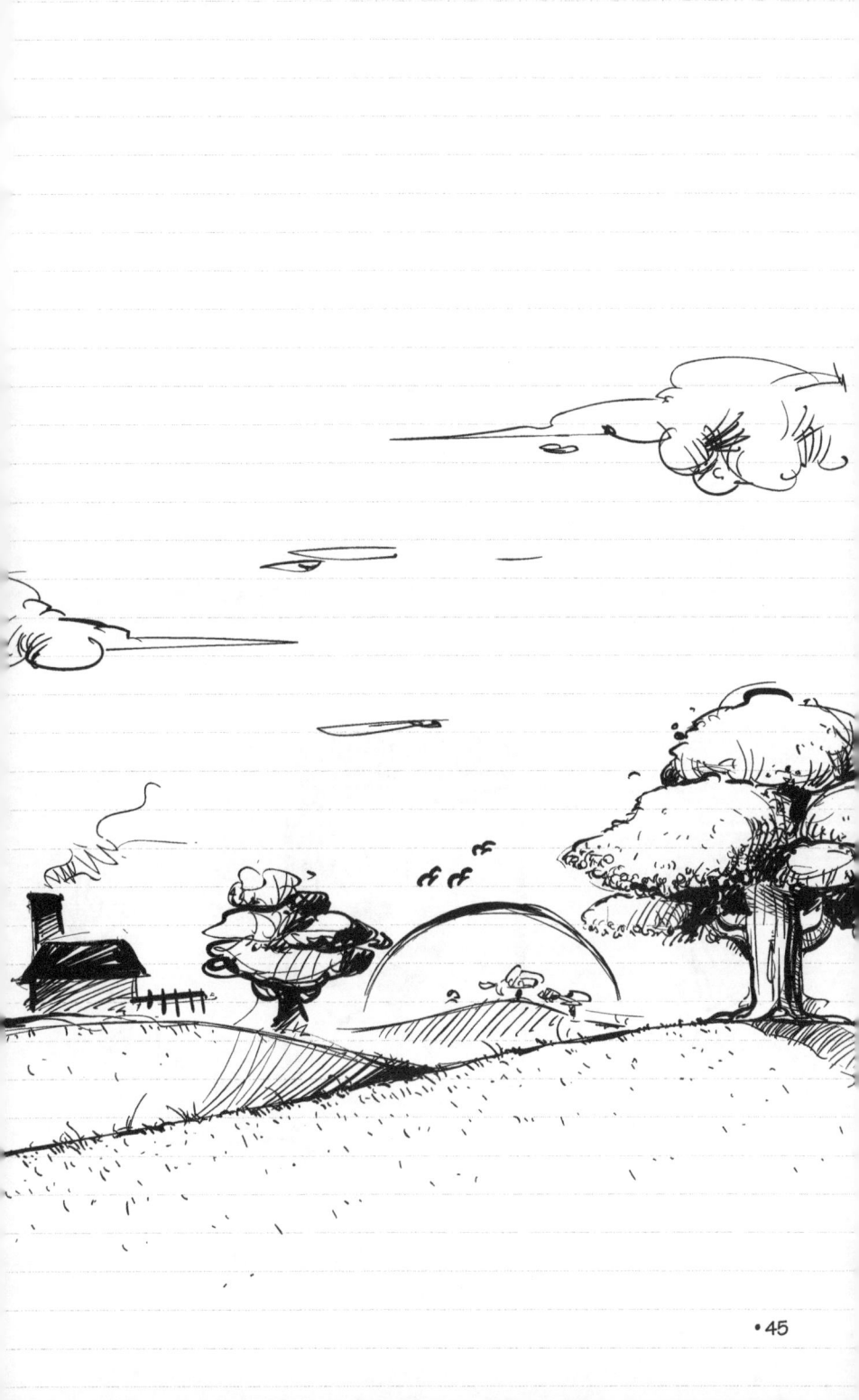

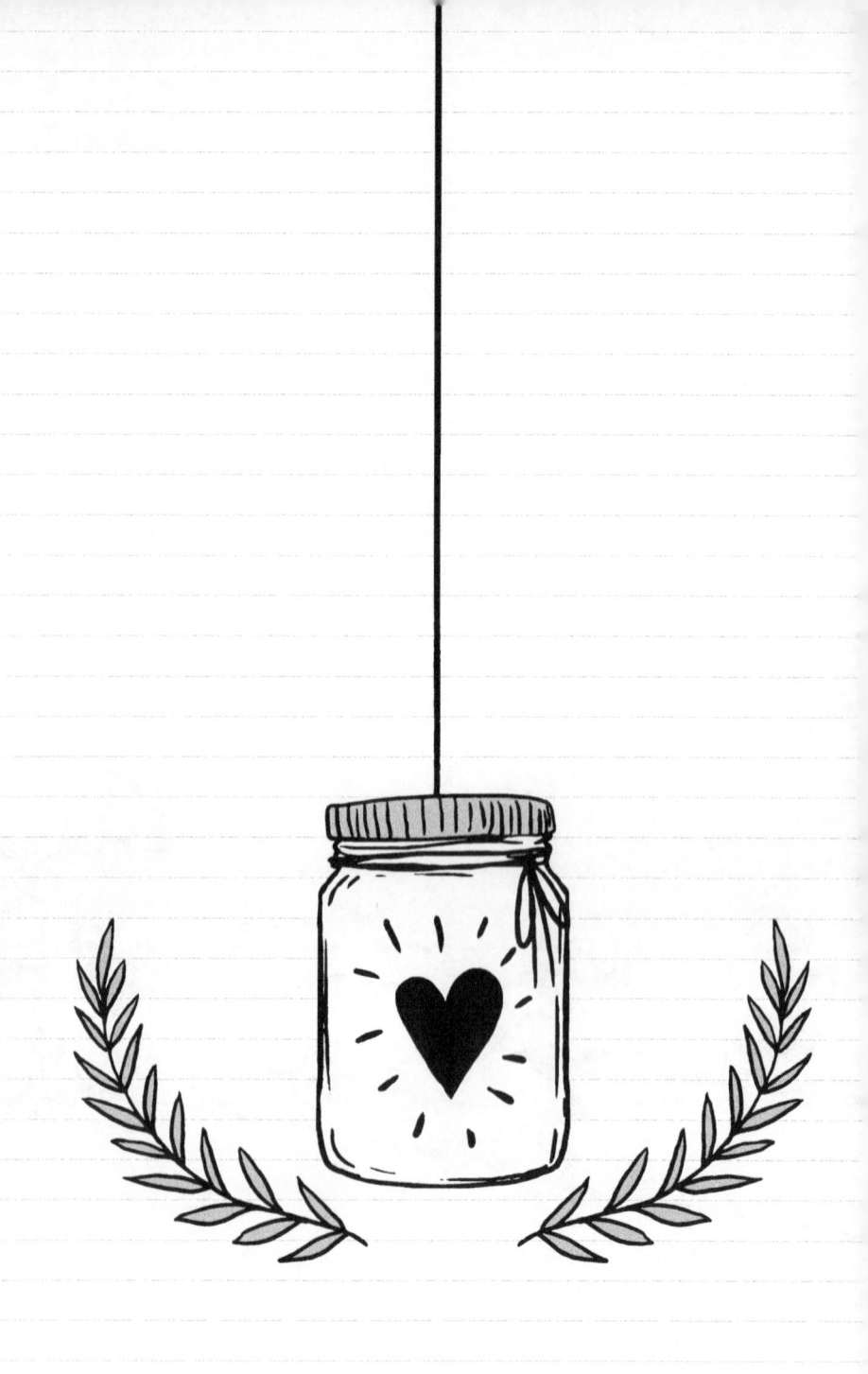

Tenho medo

Tenho medo da vida
Tenho medo da morte
Tenho medo do fim
Tenho medo do começo
Tenho medo da felicidade
Tenho medo da tristeza
Tenho medo de você
Tenho medo de mim
Tenho medo do que vejo
E do que não vejo
Tenho medo de ter medo
Tenho medo de não ser quem
Você espera
Tenho medo de perder você
Porque te amo e não posso ficar
Sem você
Você é como a alma que me ilumina
O sol que me aquece
Preciso de ti para viver
Preciso do seu amor
Preciso de ti
Volta.

Palavras

Um dia eu disse
Para que servem as palavras?
Servem para explicar o que sinto,
O que penso, para dizer que te amo
Para dizer "te odeio"
Para dizer que sempre te amarei.

Palavras são leves como o vento
O vento leva minhas palavras para você.

Palavras podem ser ditas de várias maneiras
Falando, escrevendo, à máquina ou em pensamento
Mas não importa como são expressadas
O que importa é que venham do coração
Duas palavras:
TE AMO.

LOVE
LOVE love
LOVE
LOVE
TE AMO
LOVE
LOVE
LOVE
I ♡ YOU
LOVE
I ♡ YOU
LOVE
LOVE

Por quê?

Por que será que a gente
Gosta de alguém?
Por que será que a gente sofre
Por alguém?
Não sei, amor, não sei
Só sei que continuo te amando
Você não está na minha cabeça
Mas continua instalado no meu coração.

Fico no meu quarto
Esperando você ligar
Mas quando o telefone toca, não é você
Para onde foi?
Para onde levou meu coração?

Me sinto leve como uma pena
Voando e voando, até o fim do mundo
Para achar você
Quando me vejo,
Continuo no meu quarto escuro
A chuva batendo na janela, e eu com a sua foto
                                    na mão.

Foi só ilusão
Onde está você?
Para me aquecer nas noites frias
Realize o meu desejo de ter você

E ser a areia que me cobre, pouco a pouco
Nesse deserto de ilusão
Por que será que o destino nos separou?
Por quê? Por quê?
Se você é minha vida
Mas acho que você não me ama.

Por que foi embora?
Volta para transformar esse mar de solidão
Em felicidade
Volta, devolve o meu coração
Volta.

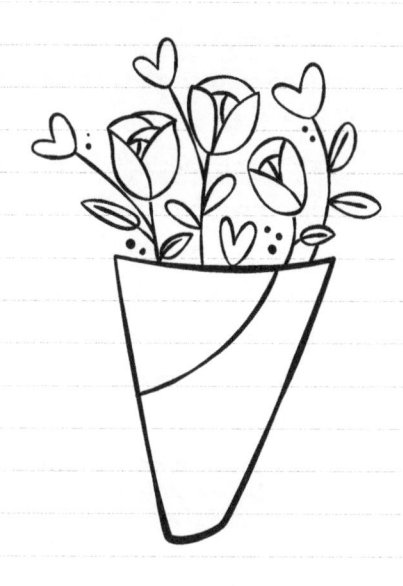

Eu e você

É uma noite de inverno, a neve cai lá fora
Olhando pela janela esperando você chegar
Há uma neblina encobrindo o céu
Não há pássaros, nem flores, nem animais, nada.
Apenas a neve branca sombria e solitária
                                    deste inverno.

O tempo passa, são três da manhã...
O frio aumenta a cada minuto e cadê você?
Logo ao longe vejo você vindo devagar
Você chega, bate na porta e eu abro
Sem mesmo perguntar seu nome, pois sabia que era
                                    o meu amor.
Você diz:
– Aqui está tão quentinho.
E me dá um beijo doce e suave.
Te abraço forte e sussurro:
– Eu te amo.
Você apenas sorri e vamos para o quarto
E você deita comigo
Aos poucos vamos nos amando intensamente
Seu corpo frio no meu.

O frio lá fora não é mais problema
Pois na casa dos amantes estava quente,
Quente como um dia de mais puro verão
Era silencioso.
Só se escutava os dois apaixonados.

Matando a saudade, na manhã seguinte em frente à lareira abraçadinhos, você diz:
— Nunca mais vou te deixar e para sempre vamos ficar... Pode passar chuva, sol, vento, neve podem passar terremotos; o mundo acabar, mas jamais te deixarei novamente. E sabe por quê?
Ela apenas olha:
— Porque amo minha vida, porque minha vida é você, Aishiteru (te amo) S2.

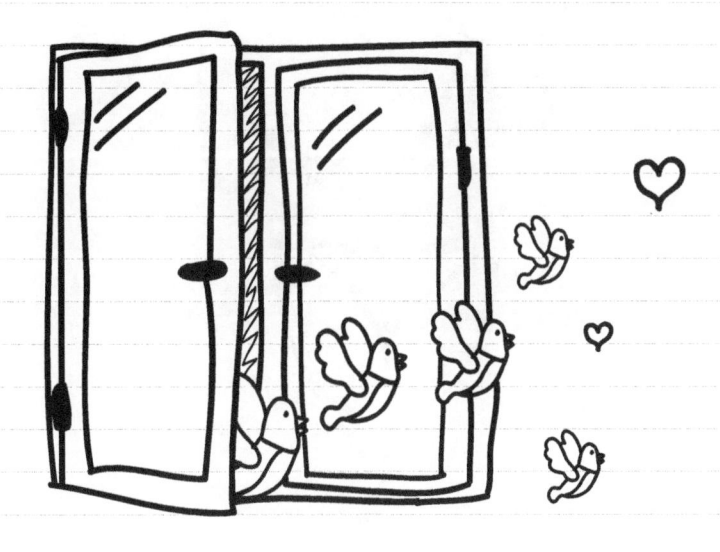

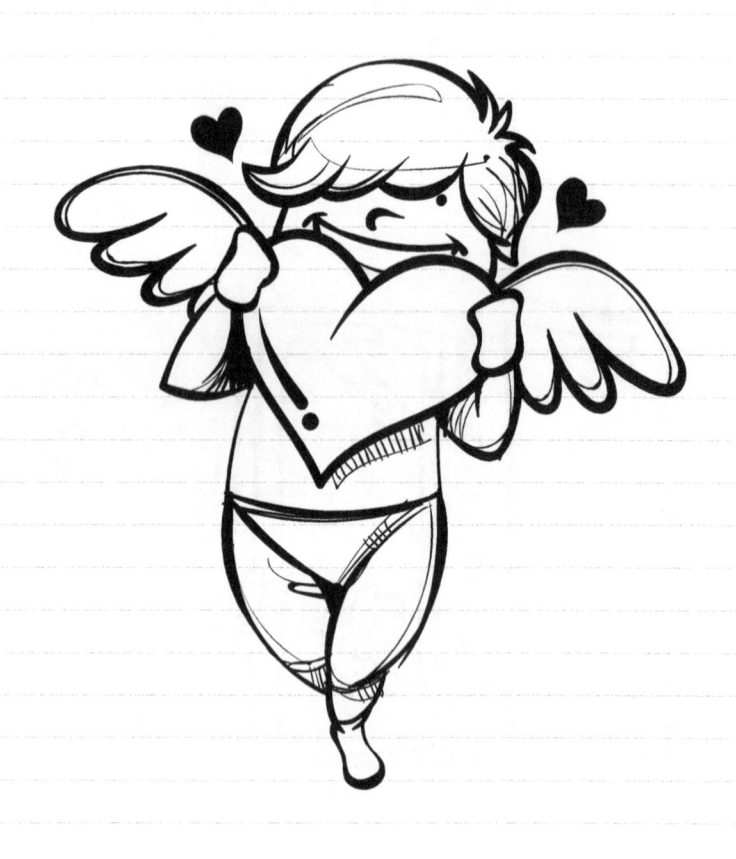

Anjo

Um dia no céu eu vi
Um anjo de asas brancas
Como as nuvens.

Cabelo loiro e curto
Olhos azuis como o céu, e pequeno
Como as estrelas.

Um dia no céu eu vi
Um anjo, ele sorria para mim
E mandou um amuleto de felicidade
Seus olhos brilhavam como os raios de sol
De um dia quente de verão.

Um dia no céu eu vi
Um anjo, ele desceu
Tinha os pés descalços como um menino
Que adora fazer travessuras e brincadeiras.

Quando a noite caiu, uma lua branca apareceu
Iluminando a noite com suas estrelas
Parecendo vaga-lumes
Que às vezes aparecem para iluminar a noite.

Meu anjo, meu querido anjo
Venha para que meus sonhos sejam realizados
Para que você me faça ver e conhecer o amor
Meu querido e lindo Anjo.

Vai embora

Fomos separados pelo destino
Um destino que não é meu
Um destino que não é seu
É o destino de quem nos conheceu
É do mundo.

Nossas vidas separadas
Voltam a ser duas.
Duas bem diferentes
Era feliz, mas fiquei triste.

As folhas não crescem,
Os bichos não morrem,
O tempo não passa
Passam tempos e tempos
E a única esperança é que voltes para mim.

Saio para passear, nuvens carregadas
De tristeza não choram,
As flores não crescem e continuo sem você
Não entendo o porquê, o porquê de tudo isso.

Acho que Deus quer me testar
Testar para saber o quanto eu te amo
De repente minha vida começou a se mexer
Quem será você?

Um novo amor, alguém que saiba me amar
E faz o mundo girar
Alguém que vai me fazer feliz
E vai me fazer esquecer você.

E que você venha aos meus pés
Para pedir perdão
Mas já será tarde para uma nova desilusão
Vá embora, você já ocupou o meu coração
Agora não mais
Existe outro alguém em seu lugar
Vá e não volte mais
Vai ser melhor para você.
...

Vai ser melhor para mim
Vai ser melhor para o mundo
Vá, aqui não é mais o seu lugar
Arrume outra moradia
Porque no meu coração
Você não entra mais
Vá, não quero mais você
Vá.

O que somos

Alguém, você, eu, nós
Você quem é?
Eu quem sou?
Nós quem somos?
Alguém, alguém especial,
Legal e alegre
Alguém que é o futuro do mundo
Alguém muito importante para mim.

Você é o mar, o céu, a terra
Você é o presente, o passado e o futuro
Eu sou um e você é outro
Nos juntamos e formamos um
Uma pessoa igual como um espelho.

Mas se nos separarmos
Viramos duas pessoas completamente
Diferentes.

Porque eu te amo
Você me ama
Nos amamos
E nos transformamos em um
Juntos acendemos qualquer chama.

Fica comigo! Seremos:
Amigos, namorados, amantes

Para sempre.
Porque a força do nosso amor nunca acabará
Porque a chama nunca morrerá
Estaremos sempre juntos
Até o mundo acabar
Porque sempre seremos um
Até o fim de nossas vidas
Porque nos amamos.

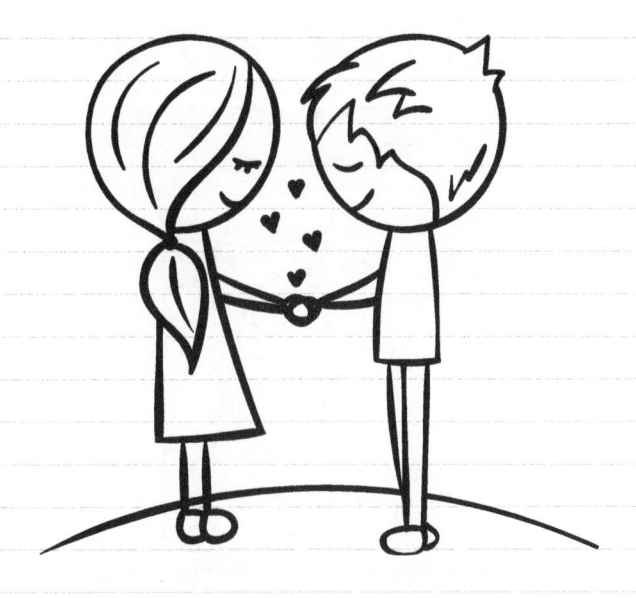

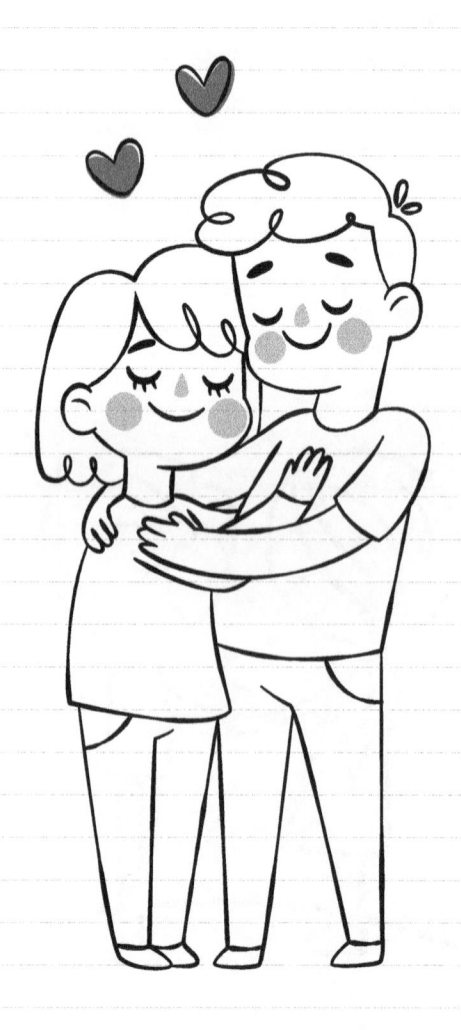

Você eu nós

Você, onde está?
Eu, onde estou?
Nós, onde estamos?
Não estamos longe e nem perto
Não estamos juntos nem separados
Meu pensamento está em você
E você está em mim
Eu sinto o que tu sentes
Mas tu não sentes o que eu sinto.

Te toco, te beijo, te sinto em pensamento
Mas você não está nem aí
Meu coração por você está repartido
Te amo mas quero te esquecer
Te amo e você ri.

Por que faz isso?
Despreza quem te ama
E ama quem te despreza?
Mas não vou desistir de você
Porque ainda te amo
E por mais que eu tente
Não consigo te esquecer.

Então volta, é melhor para você
E para meu pobre coração
Volta, porque no fundo eu sei
Que também me ama
Volta Amor.

Nós

Hoje já não penso só em mim,
Hoje penso em nós.
Meus sentimentos são os seus,
Minha dor é a sua,
Nesta noite fria sentada no parapeito da janela
A chuva cai fria e lentamente,
Sua imagem aparece
No mesmo momento pulo a seu encontro,
Quando dou por mim já estou caindo,
Caindo...
De tão alto, sem salvação.
De repente...
Sinto alguém me parar e me colocar no chão,
Sã e salva mas não vejo ninguém,
Levanto-me e olho para o céu e ali está,
Em cima do prédio, com sua capa negra.
Começo a andar, anoitece, a lua branca e grande
                                                    no céu
E fico na frente do mar olhando para ele,
E para a lua à espera do tempo,
O tempo que passa lento como a dor que sinto
                                                neste momento
Com sua ausência.
Te amo até o fim da vida, não só desta
Mas de todas que podemos ter nesta eternidade.
Te amo mais que tudo nessa vida, mas nada pode
                                                mostrar
O quanto meu sentimento é grande por você
Amor...

Alguém

Alguém, preciso de Alguém
Que me ame, que me faça feliz
Alguém, preciso de Alguém
Que me faça esquecer o passado
Que me faça esquecer você
Alguém, preciso de Alguém
Simples, mas interessante
Alguém que não importa o lugar
Vai estar sempre junto de mim.

Alguém, preciso de Alguém
Como você, amigo, bonito e sincero
A sua ausência me sufoca
Me deixa inquieta, me faz tremer
Na febre da saudade.

Alguém, preciso de Alguém
Preciso de você nas noites
Escuras e frias
Acenda cada vez mais o fogo
Do nosso amor.
Mas agora estou com frio
Em uma solidão profunda
E a chama vai diminuindo pouco a pouco.

Volta, vem acender nossa chama
Volta, eu preciso de ti para sobreviver
Volta